Dr Emile DACLIN

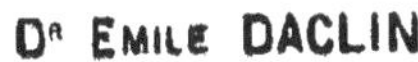

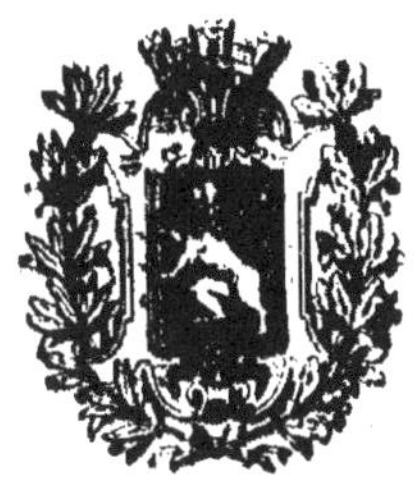

DE LA LAPAROTOMIE VAGINALE DANS LE TRAITEMENT DE LA PÉRITONITE TUBERCULEUSE A FORME PELVIENNE

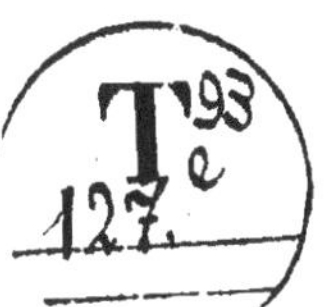

A.-H. STORCK, ÉDITEUR
LYON

Dr Emile DACLIN

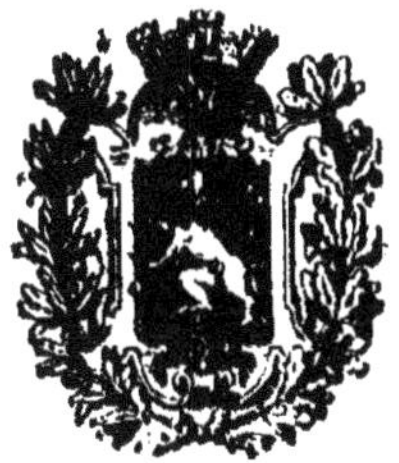

DE LA

LAPAROTOMIE VAGINALE

DANS LE TRAITEMENT

DE LA PÉRITONITE TUBERCULEUSE

A FORME PELVIENNE

A.-H. STORCK, ÉDITEUR
LYON

INTRODUCTION

Le péritoine pelvien et les organes qu'il renferme sont par rapport aux autres viscères abdominaux dans une situation de déclivité telle que souvent un processus tuberculeux peut s'y limiter. La cavité de Douglas se présentant justement comme la partie la plus déclive de la cavité péritonéale, c'est là que le liquide ascitique vient se réunir le plus souvent. Ne pourrait-on pas alors, au lieu de pratiquer la laparotomie abdominale faire la laparotomie vaginale? L'accès est en effet plus direct, l'intervention plus simple, et, d'autre part, dans la généralité des cas, l'opération par cette voie permettra, aussi bien que par la voie abdominale, l'ablation des annexes, si on les trouve parsemées de granulations tuberculeuses. C'est cette méthode qu'a proposée le premier M. Condamin dans un mémoire paru dans la Province médicale *de 1895. C'est donc à lui que revient la priorité dans ce nouveau mode de traitement de la péritonite tuberculeuse à forme pelvienne.*

C'est à M. le professeur agrégé Condamin que nous

derons l'idée première de notre travail. Mais avant de commencer l'étude de l'œuvre que nous avons entreprise, nous croirions manquer à notre devoir si nous ne payions à M. Condamin le juste tribut de remerciements qui lui est dû ; c'est lui en effet, qui non seulement a bien voulu nous aider dans le choix toujours si difficile et si délicat d'une thèse, mais qui encore, en nous guidant de ses précieux conseils, en mettant à notre disposition les travaux auxquels il s'est livré, les recherches et les découvertes qu'il a faites sur la matière, nous a permis de la mener à bonne fin. Notre reconnaissance lui est à jamais acquise.

M. le professeur Laroyenne a daigné nous faire l'honneur d'accepter la présidence de notre thèse ; qu'il reçoive ici l'expression de notre vive et profonde gratitude.

Notre camarade et ami Gérardin, par la connaissance approfondie qu'il possède de la langue allemande, nous a été d'un précieux concours, qu'il soit bien persuadé que je n'oublierai jamais cet important service rendu.

Nous diviserons notre travail en trois chapitres.

1° Considérations générales sur l'anatomie du péritoine pelvien.

2° Généralités sur la péritonite tuberculeuse à forme pelvienne.

3° Traitement par la cœliotomie vaginale.

1° CONSIDÉRATIONS GÉNÉRALES SUR L'ANATOMIE DU PÉRITOINE PELVIEN

Nous croyons utile, au début de ce travail, d'indiquer la disposition de la séreuse péritonéale dans la cavité du petit bassin. Le péritoine, de la vessie monte à la face antérieure de l'utérus, descend sur sa face postérieure pour aller envelopper le rectum. Il enveloppe l'utérus à la façon d'un linge, qui jeté par-dessus cet organe comme sur une corde, et tiré de chaque côté sur les trompes, irait gagner les parois de l'excavation. La cavité pelvienne est ainsi divisée en deux compartiments, l'un antérieur ou vésical, l'autre postérieur ou rectal. Le premier ne nous intéresse pas, aussi bornerons-nous notre étude au compartiment postérieur. En arrière ses limites sont immobiles, elles ne sont autres en effet que la ceinture osseuse doublée de ses parties molles.

La paroi antérieure est, au contraire, constituée par des parties essentiellement molles et en grande partie mobiles ; les ligaments larges qui en forment la presque totalité se meuvent en effet autour de leur attache au plancher pelvien comme autour d'une charnière.

Si l'on étudie le bassin de la femme reposant sur un

plan horizontal, la cloison qui ferme en avant le cul-de-sac de Douglas est verticale et transversale ; dans la situation debout, avec une vessie vide, elle devient presque horizontale avec une légère inclinaison en arrière. Cette cloison, épaisse au centre, où elle est constituée par l'utérus, est réduite à l'état de feuillet sur les côtés et constitue une sorte de croissant. Les deux cornes du croissant se continuent vers les parties supérieures sous forme de saillie péritonéale remontant le long des vaisseaux ovariques. C'est ce prolongement latéral du ligament large que Rouget a décrit sous le nom de ligament rond supérieur. Enfin ce croissant est incurvé sur sa face postérieure de telle sorte que cette face revêt l'aspect d'une gouttière aboutissant au fond de l'excavation.

Ainsi limitée en arrière et en haut par le sacrum immobile, en avant et en bas par les ligaments larges mobiles, l'excavation utéro-rectale peut être comparée dans son ensemble à un entonnoir aplati de haut en bas, dont l'ouverture regarde en haut et en avant, dans la direction de l'ombilic.

Cette excavation est occupée par le rectum. C'est à la margelle, sur ses confins antéro-latéraux qu'on rencontre l'ovaire et la trompe.

Etudions maintenant la paroi antérieure de cette excavation. De chaque côté de l'utérus, ce qui frappe aussitôt, c'est l'existence de deux saillies qui se dirigent vers le sacrum, soulevant le péritoine. Ce sont les ligaments utéro-sacrés de Mᵉ Boivin, ou ligaments de Douglas, encore appelés ligaments recto-utérins. Les replis de Douglas, lorsque le petit bassin est revêtu de son péritoine, naissent de la paroi postérieure de l'utérus, en un point qui correspond à l'orifice interne du col. Ils constituent d'abord une saillie transversale plus ou moins accusée. Le bord inférieur très net, très accusé, très-tranchant chez la vierge (repli falciforme de certains auteurs) forme la limite supérieure de la cavité de Douglas. Ces deux replis vont en divergeant, entourent le rectum et se perdent du côté du sacrum. Dans cette partie de leur trajet, ils sont obliques en haut, en arrière et en dehors, et décrivent une courbe à concavité interne. Par suite les deux replis droit et gauche circonscrivent un orifice ovalaire dans lequel le péritoine s'enfonce pour constituer le cul-de-sac de Douglas.

Quelle est la terminaison postérieure de ces ligaments? Il est difficile de les suivre.

Vallin (1) dit qu'ils s'épanouissent sur le rectum et s'insèrent en partie sur cet organe, en partie sur les 3e et 4e sacrées.

Pour Delbet (2), ils n'ont pas d'insertion fixe.

Quelquefois, au lieu des replis de Douglas ordinaires qui montent vers le sacrum, on trouve d'autres replis situés plus en dehors qui remontent vers les lombes. Huguier (3) les appelle ligaments utéro-lombaires. Vallin les décrit ainsi : « Cette arête vive part également de l'utérus à 1 centimètre au-dessus du point de départ des ligaments utéro-sacrés et se dirige en haut et en dehors vers les portions latérales du promontoire, croise, ou à peu de chose près, la bifurcation de l'iliaque primitive et se perd en haut. » Vallin a trouvé d'une façon constante ces

(1) Thèse de Paris 1887. Situation et prolapsus des ovaires.
(2) Traité des suppurations pelviennes, 1891.
(3) Huguier : Mémoires de l'Acad., 1859.

ligaments chez cinq femmes. Il était disparu soit d'un côté, soit des deux chez toutes celles qui avaient eu un grand nombre d'enfants. Cette seconde saillie, dit-il, a peut-être été vue et mentionnée, elle n'a pas été décrite.

Hasse, dit Vallin, me semble avoir vu la saillie que je décris, et il l'attribue à la présence de l'uretère (plicæ ureteræ). Or je n'ai jamais vu ce conduit déterminer un repli péritonéal.

Le pli utéro-lombaire est donc absolument indépendant de l'uretère et nullement déterminé par sa présence. L'uretère se dessine simplement sous le péritoine, grâce à la minceur et à la transparence du feuillet péritonéal.

Pour Vallin, ces deux replis sont indépendants l'un de l'autre et constants chez la jeune fille, si l'un ou l'autre disparaît plus tard, on doit mettre cette disparition sur le compte de distensions prolongées.

Delbet dit qu'il a rencontré ces replis utéro-lombaires, naissant de l'utérus et remontant vers les lombes, mais il ne leur attache pas l'importance que leur donne Vallin. Delbet ne les a jamais vus coexister avec les replis de Douglas vrais ou replis utéro-sacrés et pour lui ils remplacent ces ligaments utéro-sacrés. C'est qu'en effet les replis de Douglas ne sont pas constants ; on voit toujours leur origine utérine, mais le reste de leur trajet est soumis à des variations fréquentes. « Ils peuvent gagner le sacrum, comme c'est la règle chez les nullipares; ils peuvent remonter vers les lombes, ils peuvent aussi se porter vers tous les points intermédiaires, quelquefois même ils se perdent, ils disparaissent dans l'excavation pelvienne sans gagner ces parois. » En effet, ces replis péritonéaux, purement accidentels, sont formés par la saillie de certaines fibres d'une puissante aponévrose sous-jacente, qui seule est importante. C'est cette aponévrose, mêlée d'un grand nombre de fibres musculaires, qui est connue sous les noms de ligaments utéro-sacrés, utéro-rectaux, muscle rétracteur de l'utérus. Aussi Delbet n'accepte-t-il pas la description de ce nouveau ligament utéro-lombaire.

Le professeur Testut (1) a vu cependant coexister les deux ligaments sur le même sujet. « D'autres fois, dit-il, et ce fait m'a paru assez fréquent, mais non constant, il existe au-dessus et en dehors du repli utéro-sacré un deuxième repli sur lequel Vallin a attiré l'attention, et qui, partant de la face postérieure de l'utérus à 8-10 millimètres au-dessus de l'origine du repli utéro-sacré, se porte en haut et en dehors pour venir s'insérer sur le côté de la cinquième vertèbre lombaire. »

D'après Fritsch (2) (1885) les différences individuelles sont considérables, peut-être plus grandes que celles qui dépendent de l'âge. Les fibres s'insèrent en arrière sur les os, et en avant sur les viscères. Les insertions postérieures se font sur le sacrum et sur le coccyx suivant une ligne oblique de haut en bas et de dehors en dedans : au niveau du sacrum, immédiatement en dedans des trous sacrés antérieurs, au niveau du coccyx sur ses bords latéraux.

Lorsque l'aponévrose est peu développée on ne trouve que des fibres peu résistantes. Les plus forts trousseaux fibreux naissent entre les deuxième et troisième ou bien

(1) Traité d'anatomie. Utérus, P. 1062.

(2). Fritsch, 1885, Deutsch Chir. Lief. Die Lageverand und Entzund der Gebarmutter. p. 8

entre les troisième et quatrième vertèbres sacrées. Les diverses fibres nées de ces insertions étendues se comportent diversement suivant leur origine. Les fibres supérieures se dirigent obliquement, mais en bas et en dedans, un certain nombre d'entre elles s'arrêtent sur le rectum, d'autres continuent leur trajet pour gagner l'utérus. Peut-être existe-t-il des fibres accessoires allant du rectum à l'utérus? Les fibres qui arrivent à l'utérus ne se comportent pas toutes de la même façon. Les plus élevées passent derrière l'utérus en formant un relief sur sa paroi postérieure et paraissent se continuer avec celles du côté opposé. Ainsi qu'Aran (1) l'a remarqué le premier, je crois, ce relief est situé, le plus souvent, au niveau de l'orifice interne, c'est-à-dire à l'union du col et du corps. Des fibres qui viennent immédiatement en dessous, les unes passent encore derrière l'utérus, les autres passent sur les bords du col, y adhèrent et se continuent au moins en partie jusqu'à la vessie, se confondant là avec les fibres d'un autre feuillet aponévrotique.

Les fibres qui naissent de la partie inférieure du sacrum, généralement moins résistantes, se portent vers le rectum en s'inclinant du côté où il est lui-même, et certaines d'entre elles, après avoir contourné le rectum, gagnent le dôme vaginal qu'elles fixent.

M. Farabeuf attache une grande importance à ces fibres sacro-vaginales; dans sa pensée, ce sont elles qui maintiennent la direction du vagin. Les fibres coccygiennes souvent plus résistantes que les précédentes vont

(1). Aran, Arch. gén. de méd., 1858, p. 139.

se jeter sur le rectum. Leur bord inférieur se confond, au-devant du coccyx avec les fibres de l'aponévrose pelvienne supérieure; en outre ces deux aponévroses droite et gauche semblent se continuer par leur bord inférieur.

Donc d'après Vallin, les parties latérales de notre plan incliné sont divisées par les deux replis saillants utéro-sacrés et utéro-lombaires en trois étages :

1° Un étage inférieur, c'est la cavité de Douglas;

2° Un étage moyen, constitué par l'épanouissement en éventail des ligaments utéro-sacrés;

3° Un étage supérieur sus-jacent au repli utéro-lombaire.

La cavité de Douglas qui nous intéresse représente, dit Poirier (1), une simple fente à parois accolées et que les épanchements sanguins ou autres peuvent déplisser ou agrandir. Elle offre une ouverture supérieure ovalaire et mesure d'après Courty, 5 à 9 centimètres, mais ces dimensions paraissent exagérées; la moyenne, dit Vallin, nous paraît être de 4 à 6 centimètres. Son point inférieur n'est pas médian, de chaque côté de la ligne médiane le péritoine se déprime en forme de petite poche (Zuckerkandl).

D'après Robert Barnes (2) ce cul-de-sac est plus profond à gauche qu'à droite. La partie la plus superficielle est située derrière le ligament large droit, puis il s'incline derrière l'utérus, descend encore davantage derrière le ligament large gauche. Cette disposition est due au siège du rectum qui se trouve à droite de la ligne médiane en ce point; ce qui explique aussi la dextroversion de l'utérus

(1) Traité d'anatomie, Article Rectum.
(2) Robert Barnes (Saint-George's Hospital Reports. A clinical study of retro-uterine tumour).

dont le fond est incliné à droite tandis que le col est repoussé à gauche. Le fond de la fossette descend à 2 ou 3 centimètres au dessous de la limite supérieure de la paroi vaginale postérieure. Il descend à une distance variable au dessus de l'anus, à 16 centimètres d'après Lisfranc, à 6 centimètres d'après Sappey (1). Pour Poirier il est tantôt à 4, tantôt à 5 centimètres au-dessus de l'orifice anal, et, contrairement à l'opinion de Sappey, il croit à des variations individuelles nombreuses.

(1) Traité d'anatomie.

2° GÉNÉRALITÉS SUR LA PÉRITONITE TUBERCULEUSE A FORME PELVIENNE

La pelvi-péritonite inflammatoire est depuis de longues années un champ de discussion pour les gynécologistes. Les premiers auteurs crurent d'abord que les tuméfactions inflammatoires constatées autour de l'utérus étaient des métrites, puis Gallard et Nonat les localisèrent dans le tissu péri-utérin ; mais on laissait dans l'ombre l'histoire de la pelvi-péritonite tuberculeuse.

Brouardel (1), en 1865, dans sa thèse sur la tuberculose des organes génitaux de la femme, traita incidemment les altérations consécutives du péritoine. Peter (2), en 1871, consacra une de ses conférences à la pelvi-péritonite tuberculeuse.

Cependant, malgré les descriptions de Siredey et de Brouardel, les auteurs persistaient à ne pas admettre la participation des trompes à ces altérations du péritoine. Les lésions tuberculeuses étaient une trouvaille d'autopsie, mais avec les laparatomistes modernes, elles fu-

(1) Thèse de Paris, 1865.
(2) Gazette des hôpitaux, 1871

rent bien étudiées. Lawson Tait, (1) Terrillon, Péan, démontrèrent nettement les lésions des annexes dans les inflammations tuberculeuses du péritoine localisées au petit bassin. Les auteurs purent alors distinguer les deux formes de pelvi-péritonite ;

1° La forme inflammatoire;

2° La forme tuberculeuse.

Les observations se succédèrent, et en 1889, Chéron (2), publia une étude complète de la pelvi-péritonite tuberculeuse. Citons également les thèses de de Maissia (3), de Daurios (4). d'Aldibert (5) (Paris 1892), de Pic (6), de Rosal (7), (Paris 1893), qui toutes traitent, plus ou moins incidemment, la forme dont nous nous occupons.

La pelvi-péritonite tuberculeuse, comme l'indique son nom, est la localisation de l'inflammation tuberculeuse au niveau du péritoine du petit bassin.

La pelvi-péritonite tuberculeuse peut être d'origine générale; c'est ce que l'on observe chez des tuberculeux présentant des lésions pulmonaires; dans ce cas l'infection se fait par la voie sanguine, on a alors l'infection primitive secondaire.

La localisation tuberculeuse au niveau du péritoine du petit bassin peut être provoquée par une inflammation banale antérieure des annexes; c'est là encore une vérification de la loi des localisations tuberculeuses déterminées par les traumatismes antérieurs. Quant à savoir si la

(1) 1878.
(2) Revue médio-chirurgicale des maladies des femmes, 1880
(3) Thèse de Paris, 1889.
(4) Thèse de Paris, 1889.
(5) Thèse de Paris, 1892.
(6) Thèse de Lyon, 1890.
(7) Thèse de Paris, 1893.

pelvi-péritonite tuberculeuse peut exister indépendamment de toute autre localisation tuberculeuse, c'est une question que nous discuterons plus tard.

Une autre forme, plus intéressante, est la pelvi-péritonite tuberculeuse d'origine génitale. Dans ce cas, on observe des lésions tuberculeuses soit de la trompe, soit de l'ovaire, soit de l'utérus. La pathogénie admise par les premiers auteurs était qu'il se produisait d'abord une métrite, puis consécutivement une inflammation du péritonie. Martineau (1) admet, comme intermédiaire entre la métrite et la péritonite, l'adénolymphite spécifique.

Au de point vue de la fréquence, Cornil a noté une salpingite tuberculeuse sur soixante phtisiques.

D'après Martin, la statistique comparée des inflammations simples et des inflammations tuberculeuses lui donne 10 salpingites tuberculeuses sur 287 salpingites banales. Brouardel, s'attachant surtout à l'étude de la tuberculose génitale et de ses conséquences, a trouvé 22 fois la péritonite tuberculeuse sur 45 salpingites tuberculeuses.

Contrairement à la plupart des auteurs, Chéron affirme la grande fréquence de la pelvi-péritonite tuberculeuse. « Nous ne connaissons bien que depuis peu de temps les endométrites, les salpingites tuberculeuses primitives. Malgré cela, les observations se multiplient, et nous voyons que la tuberculose génitale, sans lésions pulmonaires, n'est pas une rareté. Nous sommes ainsi amenés à croire qu'un certain nombre de pelvi-péritonites chroniques, un dixième peut-être, ne sont pas autre chose que

(1) Martineau ; France méd., 1878, p. 809-811.

des pelvi-péritonites tuberculeuses, puisque l'on rencontre 3 à 5 salpingites tuberculeuses sur cinquante cas d'inflammation des annexes. Il est probable qu'on doit trouver la même proportion entre les pelvi-péritonites dues à une autre cause. »

Nous n'insisterons pas sur les diverses formes de pelvi-péritonite tuberculeuse (forme ascitique, forme miliaire, forme sèche, forme ulcéreuse). Ici on peut retrouver les mêmes lésions décrites dans la péritonite tuberculeuse généralisée. Nous nous arrêterons un peu plus sur les lésions génitales.

Bernütz, dans ses leçons de 1888, en a donné un tableau assez précis. On peut trouver, soit de simples adhérences assez faibles, soit, au contraire, des adhérences résistantes déterminant une symphyse presque complète des organes du petit bassin. C'est alors qu'on trouve unis entre eux et plongés dans une gangue fibreuse, la vessie, le rectum, les anses intestinales, les trompes, etc.

Les annexes surtout sont transformées en des masses informes où il est impossible de faire une séparation des organes. Aussi les laparotomistes modernes, Terrillon entre autres, insistent-ils sur les difficultés de la salpingectomie dans ces circonstances, et nombreux sont les cas où on a dû laisser les organes en place pour ne pas s'exposer à des perforations du côté de l'intestin ou de la vessie. Cette solidité des adhérences qui unissent les organes génitaux et leurs annexes aux viscères voisins est considérée par Terrillon comme un signe diagnostique important avec le pyo-salpinx vulgaire ; dans ce dernier cas, la poche purulente n'a que des adhérences lâches avec les parties voisines et son énucléation est facile.

On peut trouver quelquefois de vraies collections, des abcès froids avec leurs poches pyogéniques et leurs cloisonnements plus ou moins marqués. La trompe offre des dilatations segmentaires, des bosselures séparées par des points fibreux qui rétrécissent son calibre. Cependant, d'une manière générale, la lumière de la trompe est agrandie.

On a comparé la consistance qu'elle donne dans quelques cas à celle que fournit le toucher des vésicules séminales tuberculeuses.

La surface péritonéale est parsemée de granulations, de petits nodules jaunâtres en voie de dégénérescence. Talamon (1) écrit : « Il n'est pas très rare de rencontrer chez de petites filles qui meurent de tuberculose généralisée de fines granulations miliaires, grisâtres, demi-transparentes, grosses comme des têtes d'épingle, disséminées en tres petit nombre à la surface du péritoine pelvien, plus spécialement au niveau de l'ovaire ou de la face antérieure ou postérieure de l'utérus, et cela sans que le reste de la séreuse abdominale présente la moindre apparence de granulations tuberculeuses. »

Ce semis discret de tubercules miliaires peut-il s'étendre à tout le péritoine du petit bassin et s'accompagner d'une inflammation localisée à cette partie de la séreuse, en un mot déterminer une pelvi-péritonite tuberculeuse comparable à la péritonite tuberculeuse vulgaire, mais restant limitée au voisinage des organes génitaux ? C'est là une question difficile à résoudre faute de documents. Terrillon (2) rapporte cependant une observation de

(1) Talamon, Annales de gynécologie 1878.
(2). Terrillon, Loc. cit.

Triboulet qui paraît confirmer cette manière de voir. Il s'agit d'une jeune fille morte de méningite chez qui on trouva une pelvi-peritonite suppurée présentant les caractères d'une péritonite tuberculeuse et limitée au cul-de-sac rétro-utérin, et en rapport avec une tuberculose de l'appareil génital sans aucune autre lésion dans le reste du péritoine abdominal. Dans cette observation Rosal fait remarquer l'intégrité de l'utérus, qui présentait seulement une poche de pus nullement tuberculeux, mais produit seulement par la sécrétion muco-purulente retenue dans la cavité utérine oblitérée. De plus on constatait l'intégrité de la plus grande partie de la trompe dans la partie voisine de l'utérus; ce n'était que dans une étendue minime dans la partie connexe à l'ovaire que la trompe présentait une dégénérescence tuberculeuse.

La symptomatologie de la pelvi-péritonite tuberculeuse est obscure ; la plupart des cas ont été confondus avec la pelvi-péritonite inflammatoire. Nous ne parlerons pas de la pelvi-péritonite tuberculeuse survenant à une période avancée de la phtisie ; elle n'offre aucun intérêt chirurgical.

On décrit ordinairement deux formes, une aiguë, une chronique, et, dans chacune de ces formes, le début peut être soit aigu, soit chronique. Nous n'entrerons pas dans la description de ces quatre variétés symptomatiques.

D'après Bernutz, au début de la péritonite tuberculeuse, les malades, sans cause, ou sous l'influence de la menstruation, sont prises de douleurs vives, aiguës, s'irradiant dans les reins, dans la partie interne des cuisses, avec des nausées, des vomissements, un ballonnement du ventre, une fièvre vive qui font craindre une péritonite très aiguë. L'allure est celle d'une grande pyrexie, et on voit quelquefois se produire du collapsus. Le toucher est très-douloureux, le vagin est chaud, les culs-de-sac sont effacés, empâtés, mais nulle part on ne trouve de tumeur nette. La palpation de la fosse iliaque est douloureuse, souvent impossible. Puis, après le 3e ou le 4e jour, survient l'atténuation des symptômes. Ce début bruyant marque l'envahissement du péritoine ; comme l'a dit Brouardel, le péritoine est le vrai réactif de l'état pathologique des organes génitaux, c'est par l'extension de l'affection à cette membrane que notre attention se trouve fixée sur ces organes.

On décrit ordinairement une deuxième forme à début chronique d'emblée. Il y a peu ou pas de troubles des fonctions de la menstruation, la malade éprouve des douleurs et des tiraillements qui s'exagèrent dans la marche, à l'époque des règles le ventre devient plus volumineux, puis il diminue, ces alternatives se répètent, les vomissements surviennent, l'état général devient mauvais, et peu à peu, sous l'influence des troubles gastro-intestinaux qui affaiblissent la malade, elle se décide à venir consulter.

Une autre forme est la pelvi-péritonite tuberculeuse survenant chez des malades ayant un passé génital (métrite, salpingite d'origine puerpérale ou blennorrhagique). Dans ce cas, le diagnostic est difficile ; aussi croyons-nous utile d'insister sur les caractères qui permettent de distinguer la pelvi-péritonite tuberculeuse des autres affections inflammatoires. Nous ne parlons pas des cas de pelvi-péritonite évoluant chez un sujet manifestement tuberculeux, le diagnostic est facile, mais aussi sans aucun intérêt. Bernütz (1) et Goupil, Brouardel, Terrillon (2) ont indiqué comme un caractère tuberculeux des lésions salpingiennes et péritonéales, la fréquence des poussées de pelvi-péritonite. De plus la malade est plus débilitée, plus amaigrie, le ventre indifféremment aplati ou ballonné; il peut exister des signes de tuberculose soit dans les antécédents héréditaires, qu'il ne faut pas manquer de rechercher, soit dans les antécédents personnels de la malade (kératite, othorrhée, adénites dans l'enfance, toux, amaigrissement, sueurs nocturnes.)

Un autre signe est la rapidité avec laquelle se produit la suppuration dans la pelvi-péritonite tuberculeuse, en sorte que, lorsqu'on voit une péritonite non puerpérale donner lieu en très peu de jours à une collection purulente considérable, on peut presque assurer qu'il s'agit d'une tuberculose des organes génitaux. De plus on a comme élément de diagnostic différentiel un certain balancement entre les lésions pulmonaires et les lésions génitales, balancement sur lequel Aran et Bernütz ont insisté, la pelvi-péritonite tuberculeuse allant toujours avec une exacerbation des phénomènes pulmonaires, tandis que, dans la pelvi-péritonite chronique simple, l'état pathologique pelvien est suivi d'une amélioration des symptômes thoraciques.

Enfin le meilleur signe peut-être de la nature tuberculeuse de la pelvi-péritonite, est l'absence de tout passé génital de la femme. Si, chez une fille vierge, ou chez une femme qui ne présente aucun passé puerpéral ou blennorrhagique, vous trouvez des signes de pelvi-péritonite, il est très probable qu'il s'agit d'une pelvi-péritonite tuberculeuse.

(1) Bernütz et Goupil 1862, clin. méd. sur les maladies des femmes.
(2) Terrillon : Salpingite tuberculeuse, Bulletin médical, 1889.

Donc au point de vue symptomatique les caractères de la pelvi-péritonite tuberculeuse se résument aux faits suivants : fréquence des poussées inflammatoires, rapidité de la suppuration, autres localisations tuberculeuses, enfin et surtout absence de toute étiologie ordinaire des salpingites (puerpéralité, blennorrhagie).

Au point de vue anatomo-pathologique, rappelons la fréquence des altérations des annexes qui sont la cause ordinaire de la poussée tuberculeuse sur le péritoine pelvien ; c'est un fait important au point de vue qui nous occupe et nous y reviendrons au chapitre du traitement.

3° TRAITEMENT PAR LA COELIOTOMIE VAGINALE

Peter (1) portait un pronostic grave, presque fatal. Les ressources de la chirurgie moderne permettent d'espérer mieux, et Chéron estime que la guérison est possible dans un très petit nombre de cas cependant. On sait l'efficacité de la laparotomie abdominale dans les diverses formes de tuberculose et spécialement dans la forme ascitique.

Jusqu'à ces dernières années, en dehors de quelques chirurgiens et spécialement des gynécologues lyonnais, la voie abdominale était la seule suivie en gynécologie dans les diverses inflammations du petit bassin.

L'hystérectomie a eu ses défenseurs, mais on ne citait que pour mémoire la ponction et l'incision de M. le professeur Laroyenne dans le traitement des collections pelviennes.

Cependant, puisque le simple fait de la mise à l'air et l'évacuation de la sérosité des lésions tuberculeuses du péritoine suffisent à procurer un soulagement, et souvent une guérison, il paraît rationnel d'appliquer à la tuber-

(1) Leçon clinique : Gaz. des Hôp., 1871.

culose péritonéale à forme pelvienne un traitement plus direct, de l'aborder par une voie plus immédiate. C'est ce qui a engagé M. le professeur agrégé Condamin à tenter l'incision vaginale, comme traitement de la pelvi-péritonite tuberculeuse. M. Condamin a pratiqué la laparotomie vaginale pour la première fois le 14 février 1895. (De la laparotomie vaginale dans le traitement de la péritonite tuberculeuse à forme pelvienne, *Province médicale*, 1895). C'est à lui que revient la priorité de l'introduction de ce moyen thérapeutique dirigé contre la tuberculose pelvienne. Aucun auteur n'en fait mention, même à titre purement théorique. Aldibert (1), Pic (2), ne parlent que de laparotomie, Rosal discute l'hystérectomie qu'il rejette formellement et à bon droit, sans parler de l'incision vaginale. Dans toutes ces publications il n'est nullement question de la possibilité d'aborder les lésions tuberculeuses du péritoine par la voie vaginale, et si Löhlein, professeur d'obstétrique et de gynécologie à la Faculté de médecine de Giessen a pratiqué la cœliotomie vaginale dans une observation que nous publions plus loin, ce n'est que tout récemment au mois de septembre dernier.

Voici comment M. Condamin fut amené à pratiquer cette opération. Il se présenta à la Charité une femme tuberculeuse avérée, chez laquelle il constata un léger épanchement ascitique. Sa première idée fut de pratiquer la laparotomie classique, mais la malade ayant tardé à entrer à l'hôpital, il constata au deuxième examen que la péri-

(1) Loc. cit.
(2) Loc. cit.
(3) Loc. cit

tonite tuberculeuse avait suivi son évolution, mais avec une tendance à se circonscrire au péritoine pelvien. De plus les lésions des annexes, qui de primo abord paraissaient insignifiantes, s'étaient aggravées, si bien que trompe et ovaire formaient alors une masse facilement accessible au doigt dans le cul-de-sac de Douglas. Intervenir par la laparotomie ordinaire eût été s'exposer à tomber sur des adhérences des viscères avec des organes pelviens et à laisser une opération inachevée. De plus, pourquoi ne pas aborder par la voie vaginale une collection tuberculeuse comme on aborde toutes les collections pelviennes ? L'accès est plus direct et de plus il semble que par cette voie il sera plus facile de dégager les annexes, si on les trouve malades. Un fait en faveur de l'intervention par la voie vaginale est la constatation des lésions presque constantes des annexes au cours de la péritonite tuberculeuse. Ce fait sur lequel nous avons insisté, et la fréquence des lésions génitales doivent engager le chirurgien à tenter par cette voie l'ablation des annexes.

Voici le manuel opératoire qu'a suivi M. Condamin :

« Après avoir ponctionné et débridé suivant la méthode de Laroyenne, les masses rétro-utérines constituées par les annexes de l'utérus, nous en faisons l'ablation complète, y compris les deux ovaires qui présentaient une série de petits abcès tuberculeux. Nous avons ensuite perforé intentionnellement la poche péritonéale pelvienne qui renfermait du liquide ascitique, car celle-ci était isolée des annexes qui en étaient séparées par des adhérences avec les parties voisines. Une certaine quantité de liquide s'est alors écoulé.

Nous avons fait le drainage de cette large brèche

vagino-péritonéale et la malade s'est assez vite remise de cette intervention. Nous maintenons encore aujourd'hui, et cela avec intention, des mèches de gaze iodoformée dans la plaie, pour modifier le processus tuberculeux, qui se manifeste encore à ce niveau par des plaques d'induration. Mais, en tout cas, l'état général s'est sensiblement amélioré et nous comptons maintenant sur le traitement médical et le séjour à la campagne pour achever la guérison de cette malade, qui constitue cependant un cas peu favorable à la méthode, puisqu'elle a présenté à plusieurs reprises des poussées tuberculeuses du côté du poumon. »

Dans le *therapeutische Wochenschrift* du 20 septembre 1896, le docteur H. Löhlein, professeur d'obstétrique et de gynécologie à Giessen, qui dans les dernières années s'en était tenu à l'incision abdominale, rapporte un cas de péritonite tuberculeuse qu'il a opéré par la même voie que M. Condamin. Nous passerons rapidement sur la comparaison qu'il établit au début de son mémoire entre l'incision abdominale et la ponction, la supériorité de la première ne faisant de doute pour personne. Il fait remarquer avec raison que la laparotomie abdominale est plus simple, plus directe dans certains cas, mais il se demande si la voie vaginale ne serait pas préférable à la voie abdominale pour la guérison de l'ascite tuberculeuse. Il estime que, lorsque chez une malade qui présente de l'ascite tuberculeue, on peut diagnostiquer à l'avance des lésions des trompes, il est préférable d'aborder par la voie vaginale. Il insiste d'abord sur la facilité avec laquelle le liquide de l'ascite fut évacué.

La cavité de Douglas est en effet le point déclive de la

cavité péritonéale, aussi le liquide fait-il facilement issue, et le drainage est-il parfaitement assuré dans les meilleures conditions. De plus l'opération est plus facile. Pour peu qu'un aide comprime le ventre, l'opérateur, avec ses deux doigts introduits dans la cavité de Douglas, peut facilement empêcher que l'utérus, les annexes ou l'intestin ne viennent obstruer l'orifice. La laparotomie abdominale exige au contraire une asepsie plus soigneuse, un appareil instrumental plus compliqué, et quoique Lohlein n'ait jamais eu de mort dans les dix-huit cas d'ascite tuberculeuse qu'il a opérés par la voie abdominale, il est certain qu'une laparotomie abdominale est toujours plus grave et expose à plus de chances d'infection.

En outre, dit Lohlein, il faut considérer la facilité avec laquelle on peut drainer toute collection nouvellement formée. Un drainage ainsi compris par l'angle inférieur de l'ouverture a paru lui donner dans le cas opéré un succès durable. De plus l'auteur se base sur le fait suivant. Les bacilles qui peuvent exister dans le liquide de l'ascite se déposent toujours dans les parties les plus déclives, il sera donc plus facile de leur donner issue.

Sera-t-il possible d'entreprendre par ce moyen l'ablation des annexes ? Lohlein ne peut l'affirmer. C'est un fait qu'on ne nous permettra même pas de discuter, quoique Lohlein conseille d'en revenir à l'incision abdominale, si les annexes sont réunies par des adhérences à la partie postérieure de l'utérus et aux anses intestinales voisines. Nous avons vu à l'anatomie pathologique que Terrillon considérait précisément l'étroitesse et la solidité des adhérences des organes pelviens comme un caractère important de la pelvi-péritonite tuberculeuse. Enfin on sait quelles difficultés font certaines malades pour accepter l'incision abdominale, alors que l'incision vaginale est facilement admise et ne trouve chez elles aucune résistance.

Nous ne pouvons mieux faire à la fin de notre travail que de citer les quelques lignes par lesquelles M. Condamin termine son mémoire.

« En nous basant sur ce cas encore récent et sur les considérations théoriques précédentes, nous croyons pouvoir proposer, daus les cas de péritonite bacillaire à forme pelsienne, avec ou sans lésions de même nature des annexes, de substituer la laparotomie vaginale avec large drainage qui permet de modifier, par un pansement à la gaze iodoformée, les lésions tuberculeuses, à la laparotomie abdominale plus difficile dans ce *cas*, quand elle n'est pas impossible. Peut-être y aura-t-il lieu, le plus souvent d'avoir recours à cette voie, même dans le *cas* de péritonite tuberculeuse diffuse, pourvu que le liquide ascitique que vienne faire saillie dans le cul-de-sac de Douglas. »

OBSERVATIONS

OBSERVATION I

due à l'obligeance de M. Condamin (1)

Péritonite tuberculeuse à forme pelvienne. Salpingo-ovarite tuberculeuse double. Laparatomie vaginale et ablation des annexes. Guérison.

V. B. âgée de 28 ans, couturière, demeurant à Lyon, 6, rue Confort, entre à la Charité dans le service du professeur Laroyenne, le 9 février 1891.

Mère morte très jeune, probablement phtisique. Père vivant et bien portant, âgé de 86 ans, une sœur morte en bas âge. Il lui reste un frère et une sœur qui sont actuellement bien portants. Dans sa jeunesse, au moment de l'établissement de la menstruation, elle a éprouvé les premières manifestations de la tuberculose, sous forme de dyspnée nocturne avec sueurs profuses, accompagnée de toux et d'expectorations. Le décubitus dorsal était à peu près impossible.

Lorsque la menstruation a été bien établie, la plupart de ces troubles ont à peu près disparu.

Mariée il y a 7 ans, elle a eu un enfant il y a 6 ans. Depuis cette époque la malade souffre de l'estomac. Hypochlorhydrie

(1) Province Médicale 1895.

très marquée. Dans ces derniers temps, elle a présenté des vomissements très-fréquents. L'appétit est relativement bon, mais les digestions sont mauvaises. L'acide chlorhydrique a amélioré notablement l'état de ses fonctions digestives.

Il y a 6 mois elle constata que son ventre augmentait, ce qu'elle attribuait à un effort qu'elle aurait fait en soulevant un fardeau, peu de souffrance, malgré l'augmentation progressive de son abdomen.

Ce n'est guère que dans la marche qu'elle souffre un peu.

Au mois de janvier, la malade présenta une pleurésie sur la nature de laquelle il n'y avait pas de doute à avoir. M. Condamin, qui, à ce moment, la vit en consultation avec le docteur Tournier, constata un très léger degré de salpingite à droite et à gauche et surtout des signes de péritonite tuberculeuse pour laquelle il proposa une laparotomie qui fut acceptée, mais différée jusqu'au moment de la guérison de la pleurésie.

A ce moment il y avait également une diarrhée continuelle.

Le 12 février 1895 la malade entre à la Charité. La pleurésie est à peu près guérie, mais l'état général est plus mauvais encore qu'à l'observation précédente. La diarrhée a cessé presque complètement.

Le ventre est un peu plus volumineux que normalement. La malade souffre beaucoup dans la région hypogastrique. La palpation permet de constater de petits noyaux endurcis sur la région de l'hypogastre.

Au toucher vaginal on perçoit, en arrière et de chaque côté de l'utérus, de grosses masses empâtées, douloureuses qui refoulent l'utérus en avant.

Par le cathétérisme vésical, on se rend compte que la vessie est étalée au-devant de l'utérus et s'étend assez loin de chaque côté.

Opération. — Le 14 février 1895, malgré un très mauvais état général et une opression très marquée, la malade est endormie. M. Condamin pratique une ponction suivie de débridement du cul-de-sac postérieur. On libère avec le doigt, introduit dans la plaie, les trompes, les deux ovaires qui sont gros, remplis de petits abcès et de semis tuberculeux qui sont enlevés après l'application d'une pince sur leur pédicule.

Les deux trompes sont ensuite enlevées par morcellement et salpingotripsie. Tous ces organes sont couverts de follicules tuberculeux. Après l'ablation des annexes qu'il fallut libérer des parties voisines, on ouvrit une poche, qui laissa écouler une certaine quantité de sérosité et qui vida la cavité péritonéale de l'ascite qu'elle renfermait.

Une éponge imbibée de pétrobaseline iodoformée, fait l'hémostase et maintient le trajet largement ouvert.

Suite. — 21 *mars.* L'orifice de la plaie opératoire est toujours maintenu largement béant par des mèches de gaze iodoformée, destinée à modifier les surfaces tuberculeuses. Les douleurs ont diminué. La malade rentre chez elle un peu améliorée. Il n'y a plus d'ascite.

21 *mai.* La malade, revue, marche assez bien, tandis que dans les derniers temps qui ont précédé son opération, elle était courbée en deux. L'état général s'est un peu modifié et l'émaciation a diminué sensiblement.

Par le toucher on sent encore quelques masses dans les culs-de-sac. A ce niveau on laisse toujours une mèche de gaze iodoformée.

La malade souffre encore un peu à ce niveau soit spontanément, soit à la pression, mais beaucoup moins : Il n'y a plus d'ascite. La malade va partir pour la campagne.

Juillet 1896. Nous venons de revoir cette malade. Elle est complètement transformée. Elle a pris un certain degré d'embonpoint et a augmenté de poids de 12 kilogrammes.

A l'examen, on trouve son ventre souple. Le toucher vaginal combiné ne fait plus constater de masse dure dans le péritoine pelvien. L'appétit est bon et toutes les fonctions digestives sont normales ; les règles ne sont pas revenues depuis l'opération ; elle éprouve chaque mois quelques bouffées de chaleur ou des malaises insignifiants.

OBSERVATION II

Publiée par H. Löhlein, professeur d'obstétrique et de gynécologie à Giessen (1)

Elisabeth H. de Wöhrde (1896 n° 367), âgée de 41 ans a été reçue le 9 juillet 1896 à cause du développement notable de l'abdomen ; son père et sa sœur sont morts de phtisie. Elle a eu 9 enfants. Dernièrement, il y a 16 semaines, elle a eu deux jumeaux. Ses accouchements ont été normaux. Depuis le dernier les règles n'ont pas réapparu. Elle se plaint d'une toux incessante et de sueurs nocturnes. Appétit capricieux. Selles diarrhéiques.

Examen. Femme pâle et faible. Au cou coutures nombreuses. Aux deux sommets rudesse à l'inspiration et à l'expiration. Ganglions inguinaux augmentés. Urines ordinaires. Utérus en rétroversion. Le fond se trouve devant le sacrum.

Tuméfaction marquée des deux annexes, surtout de la trompe droite. Le péritoine dans le cul-de-sac de Douglas est épaissi par des granulations.

Opération par le cul-de-sac postérieur de Douglas le 11 juillet 1896. Longue incision de six centimètres par la paroi postérieure du vagin. Par suite des adhérences dans le cul-de-sac postérieur et de la fixation de l'utérus en rétroversion, l'ouverture offre assez de difficultés. Aussitôt s'écoulent très facilement entre deux doigts introduits dans l'ouverture que l'on élargit dix litres d'un liquide de couleur jaune paille. On cherche la trompe gauche, ensuite la trompe droite. La première est facilement attirée, l'autre offre quelques difficultés. Toutes deux paraissent avoir l'épaisseur du pouce, elles sont sinueuses. La surface en est fragile, couverte de granulations.

La droite se rompt à peu près à la ligature et laisse échapper un contenu grisâtre. Les ovaires sont solidement adhérents aux parties voisines et abandonnés.

Tamponnement répété avec la gaze sublimée et suture. On

(1) Thérapeutische Wochenschrift, 20 septembre 1896.

laisse comme drain une mèche iodoformée, et par là s'écoule encore, durant les premières vingt-quatre heures après la ponction, une assez abondante sérosité. Les deuxième et troisième jours, elle subsiste encore, le quatrième elle est minime et on enlève la gaze.

La circonférence abdominale, malgré l'abondante évacuation était tombée de 102 à 89 seulement. Plus tard elle arriva à 87.

La température, qui, le soir de l'opération, avait atteint 38° 8, s'éleva seulement, à la fin de la première semaine, pendant trois nuits, quelque peu au-dessus de 38° et après devint normale. L'appétit fut bien meilleur qu'il n'était depuis longtemps. Il y avait donc une grande amélioration.

CONCLUSIONS

1° Il existe un certain nombre de péritonites tuberculeuses dont l'évolution se fait du côté du péritoine pelvien;

2° Cette évolution est influencée manifestement par les conditions de déclivité du cul-de-sac de Douglas ;

3° Dans ces pelvi-péritonites tuberculeuses il est fréquent de rencontrer des lésions primitives ou secondaires des annexes ;

4° La laparotomie, méthode de choix dans le traitement des péritonites tuberculeuses rencontre de grandes difficultés d'exécution dans les formes pelviennes, en raison des adhérences intestinales ;

5° Pour ces raisons, la laparotomie vaginale avec ou sans ablation d'annexes, parait la méthode de choix, puisque presque toujours la collection fait saillie vers le vagin. Elle expose moins que la laparotomie ordinaire à de la généralisation à l'ensemble du péritoine, puisqu'on ménage les adhérences cloisonnantes qui circonscrivent le foyer en haut.

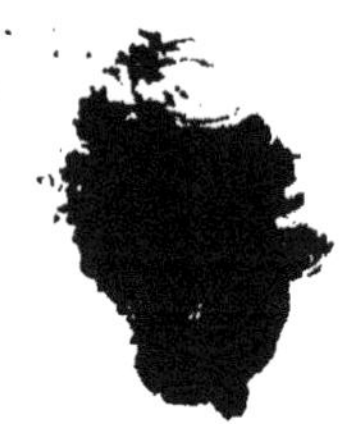

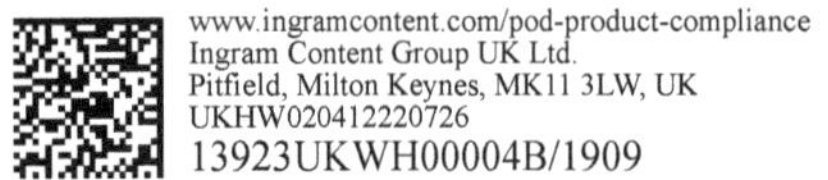
www.ingramcontent.com/pod-product-compliance
Ingram Content Group UK Ltd.
Pitfield, Milton Keynes, MK11 3LW, UK
UKHW020412220726
13923UKWH00004B/1909